www.ingramcontent.com/pod-product-compliance
Lightning Source LLC
Chambersburg PA
CBHW081721220526
45468CB00008B/1938
* 9 7 8 1 7 2 3 1 1 2 0 6 5 *